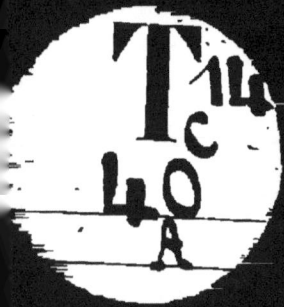

DU DANGER

DES

MAUVAISES LUNETTES

POUR LA VUE

Choix des Lunettes. De l'abus du cristal de roche, etc.
Conseils indispensables à tout le monde.

PAR

ARTHUR CHEVALIER

INGÉNIEUR-OPTICIEN

Auteur de l'*Hygiène de la vue*, de la *Méthode des portraits grandeur naturelle par la photographie*, du *Perfectionnement au mégascope réfracteur* de Charles Chevalier, inventeur de l'*Ophthalmoscope achromatique*, du *Microscope usuel simple et composé*, etc.,

FILS, PETIT-FILS ET SUCCESSEUR

DE

CHARLES CHEVALIER

ET DE

VINCENT CHEVALIER

La verite est un coin qu'il faut
faire entrer par le gros bout.
(FONTENELLE.)

L'AUTEUR,

158, PALAIS-ROYAL, 158

Galerie de Valois

Ateliers, Cour des Fontaines, 1 bis
Ci-devant quai de l'Horloge.

PARIS

1862.

DU DANGER

DES

MAUVAISES LUNETTES

POUR LA VUE

La question si importante des lunettes est totalement négligée ; c'est afin d'éclairer le public que nous avons publié notre Hygiène de la Vue, dont la deuxième édition vient de paraître[1]. Ce livre, que nous avons fait avec beaucoup de soin, contient 350 pages de texte ; nous l'avons enrichi de 80 figures noires et coloriées, soigneusement gravées. Nous avons indiqué dans cette édition les précautions à prendre pour conserver la vue, l'usage rationnel des lunettes, les moyens de les vérifier, et nous n'avons pas craint d'entrer dans les détails les plus minutieux, afin que chacun s'éclaire, et qu'il soit possible de confondre les charlatans qui, en matière de lunettes, sont parvenus à leur apogée, et perdent chaque jour des milliers de vues. Nous espérons donc que ce livre, écrit dans un but d'utilité générale, rendra des services réels.

Nous croyons aussi devoir avertir qu'il nous reste encore quelques exemplaires du

---

[1] Un vol. in-18 de 354 pages, 80 figures noires et coloriées. Prix, 4 fr.

Manuel des myopes et des presbytes[1], de Charles Chevalier. Cet important ouvrage sera donné aux personnes qui posséderont notre *Hygiène de la Vue*.

Notre but, en publiant cette petite brochure, est de donner les moyens de se mettre en garde contre le charlatanisme en esquissant les conditions dans lesquelles doivent être fabriqués les verres de lunettes; l'indifférence qui préside à cet égard explique la facilité avec laquelle les charlatans exploitent un objet dont l'importance est malheureusement méconnue. *Cela est pourtant vrai, on achète des lunettes au hasard, comme on achèterait l'objet le plus futile. Vient-on à en éprouver le besoin, on entre dans la première boutique venue, on essaye quelques verres, puis en un clin d'œil l'affaire est terminée, et on emporte souvent avec soi un véritable poison, dont les effets fâcheux se montrent alors qu'un grand mal est déjà fait.*

Et, disons-le, si l'on était plus attentif, ajouterait-on foi à ces annonces qui foisonnent autour de nous? se laisserait-on prendre à l'enseigne de *l'oculiste-opticien*, accompagnée de têtes en cire dépouillées ou non? Croirait-on bonnement au cristal *épuré, purifié, gradué, convergent, divergent*, etc., etc.? croirait-on aussi *au cristal de roche, surtout*

---

[1] Brochure in-8°, avec figures. Se vend séparément: 1 fr. 50 c.

du Brésil, régénérant les vues les plus abî-
mées ? Non, certes, non. Si l'on voulait s'en
donner la peine, si on réfléchissait un seul
instant, on prendrait plus de soin de sa vue,
et on ne la confierait pas au hasard au premier
étalagiste de mots que l'on rencontre sur son
chemin [1].

Si l'on ne sait pas ce que l'on risque à ce
jeu fatal, en quelques mots je vais l'appren-
dre, et l'on pourra ensuite apprécier. Nous
ne craignons du reste rien, car notre opinion
est basée sur celle des plus savants docteurs
oculistes et physiciens. Nous examinerons
brièvement tout à l'heure les qualités que
doivent avoir les verres parfaits ; spécifions
dès à présent que le plus grand nombre des
verres *ont des courbures inégales, que le centre*
des courbures ne correspond pas à l'axe, que
le travail est défectueux, que les courbures
sont irrégulières, que la matière employée est
mauvaise, etc.; spécifions aussi que *les numé-*
ros sont généralement mal adaptés aux vues
qui réclament leur secours, qu'il est tantôt
trop faible ou trop fort ; spécifions aussi qu'il
arrive souvent que les deux verres de lunettes
ne sont pas de force égale, que souvent même
l'un est périscopique et l'autre isoscèle, etc.
Nous pourrions encore décrire d'autres dé-

---

[1] EXIGER LA VISITE DES ATELIERS, afin de voir si on
s'est bien adressé.

fauts, ceux-là nous suffisent pour indiquer qu'en employant des verres entachés des défauts que nous venons d'énumérer, **on risque de devenir aveugle.** Aveugle, dira-t-on! mais certes, car ne sait-on pas que nos sens sont le résultat d'impressions nerveuses transmises au cerveau ; la vue est peut-être celui de nos sens le plus délicat : donc la perception des objets se faisant par l'impression produite sur la *rétine*, c'est-à-dire la partie nerveuse de l'œil, qu'arrivera-t-il si cette *rétine* est émoussée, altérée? Il s'ensuivra nécessairement de la paralysie, et l'on arrivera bien vite l'*amblyopie* ou à *l'amaurose*, c'est-à-dire à la perte partielle ou totale de la vue. Un numéro trop fort ou trop faible congestionne l'œil, et *une cataracte* peut aussi être la terminaison d'un manque d'attention impardonnable. Le fait est malheureusement trop connu, et la plupart des amblyopies et des amauroses n'ont souvent d'autre cause que l'emploi de verres de lunettes mal faits, trop forts ou trop faibles.

D'autres maladies, telles que *la diplopie, les choroïdites, les iritis, les inflammations de la rétine,* etc., peuvent aussi survenir par l'emploi des mauvais verres. Du reste, la plus grande partie des maladies des yeux qui désolent l'humanité vient de l'emploi des mauvaises lunettes, et dans les savants traités de nos célèbres docteurs oculistes,

MM. Desmarres, Magne, Sichel, Velpeau, Blanchet, etc., on trouve à chaque instant la preuve de ce que nous avançons.

Pour faire de bons verres de lunettes, on doit considérer deux choses : 1° *la matière employée pour les faire*; 2° *le travail des courbures*. Examinons d'abord la première condition. On distingue dans l'emploi général deux sortes de verre, le crown-glass et le flint-glass. Le crown-glass[1] est du verre fait avec du sable fin et une substance destinée à faciliter la fusion (carbonate de soude). Le flint-glass[2] contient en outre de l'oxyde de plomb.

Le crown-glass est le seul bon verre à employer pour les verres de lunettes. Le flint-glass doit être rejeté, car il irise les objets.

Le *crown-glass commun* sert à faire nos verres à vitres, nos glaces d'appartements, c'est avec le flint-glass que se font nos articles de cristallerie, les ornements de lustres, etc. Il existe aussi du crown-glass pur, incolore, très-dur, et d'une pureté parfaite ; ce dernier s'emploie pour la construction des beaux verres qui servent aux instruments d'optique de précision, tels que ceux des télescopes, les jumelles de théâtre, les microscopes, etc.

[1] Ces mots anglais signifient *verre de couronne;* cette étymologie se rapporte à la fabrication du verre à vitres par le procédé dit *en couronne.*

[2] Ces mots anglais signifient *verre de caillou, cristal.*

De tout cela, nous déduirons QUE LE SEUL VERRE CAPABLE DE FAIRE DE BONS VERRES DE LUNETTES EST LE CROWN-GLASS PUR ; malheureusement, il est très-rarement employé ; et sur cent paires de verres livrées au public, à peine en rencontrera-t-on deux paires : la *masse des verres de lunettes est faite avec du verre à vitres ou crown-glass commun.*

Quelques mots feront comprendre la question du travail. Il se divise 1° en travail *au bloc à la machine à vapeur :* dans ce cas, on travaille deux cents verres à la fois, et on les polit sur des morceaux de gros drap enduit de rouge anglais ; 2° en travail *au bloc manuel :* dans ce cas, on travaille vingt ou trente verres à la fois, et on les polit sur du drap enduit de rouge anglais ; 3° en travail manuel où chaque verre est *fait isolément avec précision, centré, poli au papier fin et au tripoli.*

Il est facile de déduire de cet aperçu que les verres travaillés un à un et polis au papier, sont les meilleurs ; viennent ensuite ceux au bloc manuel, qui, étant triés, constituent des verres passables ; cependant la presque totalité des verres vendus en France résulte du travail au bloc à la machine à vapeur, et non loin de Paris, on en fait 5,000 par jour !

Niera-t-on maintenant que la vue puisse être altérée par de tels produits ? La loi, certes, devrait intervenir ; ce serait un grand bienfait. Pour nous résumer, nous dirons que LES SEULS BONS VERRES SONT CEUX EN CROWN-GLASS PUR TRAVAILLÉS ISOLÉMENT AU PAPIER. Que cet avertissement fasse réfléchir ; la vue en vaut certes la peine. Si, après avoir lu ces quelques lignes, on veut voir par soi-même le travail des verres, il suffira de venir à nos ateliers de la cour des Fontaines, où tous les jours, de 3 heures à 6 heures, nous serons à la disposition des personnes qui voudront voir ce travail et choisir en outre le numéro de leurs verres, car un numéro mal choisi peut entraîner la perte de la vue, quand bien même le verre serait très-bien travaillé.

Quant à la forme des verres, celle dite *périscopique* est préférable à toute autre. Nous spécifierons aussi l'importance de nos *verres colorés à teinte enfumée*, nécessaires pour atténuer les lumières vives.

En terminant, nous dirons que *le cristal de roche* n'a d'autre avantage sur le crown-glass pur que d'être un peu plus dur. Nous dirons aussi qu'il doit être vérifié en l'achetant, c'est-à-dire *qu'il doit montrer par transparence des anneaux circulaires colorés*, lorsqu'on le place entre deux plaques de tourmaline. S'il ne fait pas voir ces anneaux, il doit être rejeté ; mais quand bien même il serait parfaitement taillé, on peut avancer que LE CRISTAL DE ROCHE EST MAUVAIS POUR LA VUE, car il possède pour ainsi dire toujours la *double ré-*

fraction; *son usage est donc pernicieux*, et le charlatanisme seul peut en faire l'éloge.

Peut-être nous accusera-t-on de charlatanisme nous-même? EN TOUS CAS NOUS POUVONS PROUVER CE QUE NOUS AVANÇONS ; CAR NOUS AVONS DES ATELIERS OÙ L'ON PEUT VOIR FABRIQUER NOS VERRES, TANDIS QUE CEUX QUI NOUS APPLIQUERAIENT CETTE QUALIFICATION SERAIENT BIEN EMBARRASSÉS S'IL LEUR FALLAIT EN MONTRER AUTANT.

Du reste, dans un but d'utilité générale, nous faisons des vœux ardents pour que la vente des verres de lunettes soit réglementée, pour qu'ils soient considérés comme des médicaments, et pour qu'un *diplôme de capacité* soit délivré aux opticiens reconnus capables. Lorsqu'on réfléchit un seul instant, et que l'on considère que l'œil est peut-être le plus précieux et le plus délicat de nos organes, on se demande comment il est permis que *le premier venu* puisse délivrer des verres. On aura une idée complète de la masse de vues perdues par le résultat de l'ignorance, en pensant que n'importe qui, achetant pour quelques centaines de francs des verres de Picardie, faits à la machine à vapeur, peut délivrer des verres qui, déjà pernicieux en raison de leur fabrication vicieuse, deviennent de véritables poisons pour la vue, par le mauvais choix du numéro. Telle est la vérité, puisse cet avertissement faire réfléchir !

Prix des Verres de Lunettes

FABRIQUÉS DANS LES ATELIERS DE

ARTHUR CHEVALIER

Fils, petit-fils et successeur de

CHARLES CHEVALIER

ET DE

VINCENT CHEVALIER

Verres en crown-glass pur travaillés isolément au papier.

PÉRISCOPIQUES.

Fig. 2.   Fig. 4.

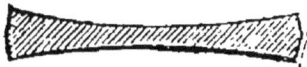   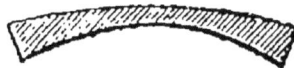

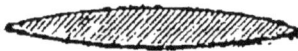   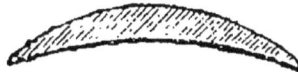

Fig. 1.   Fig. 3.

Convexes ou concaves,

pour presbytes et myopes.

(Fig. 3 et 4.)

La paire du nº 80 au nº 5................. 6 »
— 4 1/2 au nº 3............. 7 »
— 2 1/2 et 2. .... 9 »

Les verres isoscèles (fig. 1 et 2) se payent 1 fr. de moins par paire.

Verres en crown ordinaire travaillés au bloc manuel.

(Choisis et triés.)

Nous avons ces verres pour les personnes qui ne voudraient pas payer le prix affecté aux verres parfaits ; nous les garantissons comme ce qu'il y a de mieux en verres fins, mais leur qualité n'approche pas de celle des verres en crown-glass pur.

Convexes ou concaves,

pour presbytes ou myopes.

(Isoscèles.)

La paire du n° 80 au n° 5................. 2 »
—   4 1/2 au n° 3.............. 3 »
—   2 1/2 et 2 .... 4 »

Les verres périscopiques se payent 1 fr. de plus.

Verres en cristal de roche travaillés isolément au papier et taillés perpendiculairement à l'axe (isoscèles).

(Montrant les anneaux colorés.)

La paire du n° 80 au n° 5............... 15 »
—   4 1/2 au n° 3............. 18 »
—   2 1/2 et 2 .... 20 »

Les verres périscopiques, 3 et 5 fr. de plus.

Nous préférons le crown pur.

Montures de lunettes. — Binocles. — Pince-nez. — Lorgnons. — Modèles simples et de luxe.

Verres colorés (teinte enfumée)

(contre la photophobie, etc.)

Ces verres coûtent 1 fr. de plus par paire que ceux non colorés. — Les verres plans, 3 fr. et 5 fr. la paire.

Verres prismatiques

(contre la diplopie.)

Chaque verre prismatique en crown-glass pur...................... 6 »

DIVERS.

Lunettes à diaphragme variable de Arthur Chevalier................. 20 »
Lunettes à cônes..................... 15 »
Lunettes à plaques, contre la mydriase. 15 »
Verres pour la cataracte, etc..........

Ophthalmoscopes.

Ophthalmoscope ordinaire............ 12 »
Ophthalmoscope de M. Desmarres .... 15 »
Ophthalmoscope *achromatique* de Arthur Chevalier, avec une lentille .... 30 »
Ophthalmoscope, id., avec trois lentilles achromatiques, verres pour la myopie et la presbyopie .... 60 »

Trousse optique d'oculiste de Arthur Chevalier.

Trousse complète avec 45 paires de verres convexes et concaves, 6 verres prismatiques, verres colorés, lunettes d'essai en acier........... 110 »

Voir le Catalogue illustré.

ATELIER SPÉCIAL

POUR

LEÇONS DE PHOTOGRAPHIE

PORTRAITS

GRANDEUR NATURELLE

INSTRUMENT SPÉCIAL.

APPAREILS COMPLETS.

MICROSCOPES

Achromatiques

SIMPLES

PERFECTIONNÉS.

(ANCIENNE RÉPUTATION)

POUR

Les gens du monde, les Médecins, etc.

Voir le Catalogue illustré.

Lorgnettes-Jumelles

ACHROMATIQUES

POUR

LE THÉATRE, LA MARINE, LA CAMPAGNE

Avec 6 ou 12 verres.

MAISON
CHARLES CHEVALIER

—

RÉCOMPENSES

1827.	Exposition des Produits de l'Industrie (avec Vincent Chevalier).	*Médaille d'Argent.*
1828.	Athénée des Arts (avec Vincent Chevalier.)	*Médaille d'Argent.*
1830.	Société d'Encouragement.	*Médaille d'Argent.*
1831.	Exposition des Produits de l'Industrie.	*Médaille d'Or.*
1834.	Société d'Encouragement.	*Médaille d'Or.*
1839.	Exposition des Produits de l'Industrie. Rappel de.	*Médaille d'Or.*
1839.	Société d'Encouragement. Rappel de	*Médaille d'Or.*
1841.	Société d'Encouragement.	*Médaille de Platine*
1844.	Exposition des Produits de l'Industrie. Rappel de.	*Médaille d'Or.*
1847.	Société d'Encouragement.	*Médaille d'Argent.*
1849.	Exposition des Produits de l'Industrie. Rap. de.	*Médaille d'Or.*
1850.	Société d'Encouragement.	*Médaille de Platine*
1855.	Exposition Universelle.	*Médaille de 1re Cl.*
1835.	Exposition de Valenciennes.	*Mention Honorable*
1834.	Exposition Nationale(Vincent Chevalier.) Rappel de.	*Médaille d'Argent.*
1837.	Académie de l'Industrie (Vincent Chevalier).	*Médaille de Bronze.*
1839.	Exposition Nationale(Vincent Chevalier.) Rappel de.	*Médaille d'Argent.*
1840.	Académie de l'Industrie (Vincent Chevalier.)	*Médaille d'Argent.*
1819.	Exposition Nationale(Vincent Chevalier.)	*Citation favorable.*
1823.	Exposition nationale (Vincent Chevalier.)	*Mention Honorable*

Paris.—Imprimerie Bonaventure et Ducessois.

www.ingramcontent.com/pod-product-compliance
Lightning Source LLC
Chambersburg PA
CBHW050402210326
41520CB00020B/6427